全国卫生职业院校实验实训教学规划教材

药理学实验教程

主　编　王　芳

副主编　程畅河　郭永梅

编　者（按姓氏汉语拼音排序）

刘八斤　刘昌福　王　芳　王　佳

郭永梅　郭景丽　黄俊卿　程畅河

U0263404

科学出版社

北京

内 容 简 介

药理学实验是医学院校学生学习和验证药物应用理论知识的重要途径。本书共设计 22 个实验，主要有给药剂量和给药途径对药物作用的影响、药物的相互作用等。本实验教程内容还有药理学实验目的和要求，并在附录部分包括常用实验动物捉持及给药方法、实验动物用药量的确定及计算方法、实验结果的整理及实验报告的书写、药物一遍知识、处方与处方分析。帮助学生理解掌握相关知识，强化学生综合知识的运用能力。

图书在版编目（CIP）数据

药理学实验教程／王芳主编 . —北京：科学出版社，2015.1
全国卫生职业院校实验实训教学规划教材
ISBN 978-7-03-042677-2

Ⅰ. 药…　Ⅱ. 王…　Ⅲ. 药理学–实验–高等职业教育–教材　Ⅳ. R965.2
中国版本图书馆 CIP 数据核字（2014）第 284554 号

责任编辑：许贵强／责任校对：郑金红
责任印制：徐晓晨／封面设计：范璧合

科 学 出 版 社出版
北京东黄城根北街 16 号
邮政编码：100717
http://www.sciencep.com

北京中科印刷有限公司 印刷
科学出版社发行　各地新华书店经销

*

2015 年 1 月第 一 版　开本：787×1092　1/16
2021 年 7 月第四次印刷　印张：5
字数：74 000

定价：29.80 元
（如有印装质量问题，我社负责调换）

前　　言

  药理实验是学习和验证药物应用理论知识的重要途径。为实现专业教学计划的培养目标，促进理论与实践之间的有机结合，帮助学生理解掌握相关知识，强化学生对综合知识的运用能力，编制本实验指导教材。

  本书是以"十二五"职业教育国家规划教材《药理学》的配套教材，由科学出版社组织完成编写，主要供中高职层次各专业实验教学使用。

  教材在编写过程中得到了科学出版社以及各参编老师所在学校等单位和部门领导的热情关怀和大力支持，得到了各位参编人员的大力支持，在此表示最诚挚的感谢！我们在编写工作中，参阅了本专业相关的一些参考文献，在此亦对这些作者表示最诚挚的谢意！

  本书在编写过程中，虽几经修改，但限于编写时间的仓促和编者的水平，不妥和疏漏之处仍在所难免，恳请广大师生和读者批评指教。

编　者

2014 年 7 月

目　　录

药理学实验目的和要求

一、药理学实验课的目的

药理学实验是药理学的基本实践，是药理学教学的一个重要组成部分。实验课的目的主要包括如下几个方面。

1. 通过实验，使学生掌握药理学实验的基本操作技能和基本实验方法，了解获得药理学知识的科学途径。

2. 验证已学过的某些重要的基本理论，巩固和加强对理论知识的理解，更牢固地掌握药理的基本概念。

3. 培养学生的科学思维方法、严谨的科学工作态度和实事求是的作风，训练学生能客观地对事物进行观察、比较、分析、综合和解决实际问题的能力。

二、药理学实验课的要求

药理学实验课包括实验操作、观察与记录、结果的整理和实验报告的撰写等环节。为了提高实验教学效果，要求做到以下几点。

（一）实验前，重视预习

实验前应仔细阅读实验指导，明确本次实验目的和实验原理，熟悉实验方法、步骤及实验仪器的操作，做到心中有数，避免实验中出现忙乱和差错。

（二）实验中，认真操作

实验时严格要求，保持实验室内的安静整洁，不要做与实验无关的事情。实验器材放置整齐、有条不紊。在教师的指导下，严格按照实验步骤进行操作，认真仔细地观察实验过程中动物出现的各种反应，客观记录药物出现反应的时间、表现和转归，理论联系实际进行思考。通过实验，要求掌握动物的捉持方法、常用的给药方法、剂量换算及观察和记录主要的药理、生理或生化指标；掌握常见的实验方法如血压的测量和常用的实验设备如注射器、天平、生物信息处理系统软件的使用等。在实验过程中，要严密观察实验出现的现象，真实地记录实验结果，联系理论内容对实验现象进行分析思考。若出现非预期结果，要分析其原因。要注意节约药品，爱护器材和实验动物，并注意安全。

（三）实验后，及时整理

整理及关闭实验仪器，清点并将药品、器材（擦洗干净后）放回原处。如有损坏或丢失立即向教师报告。实验用的动物送到指定地点处理。整理好实验结果。药理学实验结果有计量资料如血压、心率、心收缩力、自主活动次数等数据；计数资料如动物存活数、阳性或阴性反应数等数据；生物信息处理软件记录的曲线等。根据不同的资料选择相应的统计学方法，常用的统计学方法有两组间 t 检验和 χ^2 检验、方差分析等。生物信息处理软件记录的曲线和图形要进行剪辑，取其精华汇总打印，并注明动物的种类、体重、性别、日期、实验题目、给药剂量和途径等。测量资料和计数资料应列表填入，使结果一目了然。

实验一 给药剂量对药物作用的影响

一、实验目的

1. 观察观察不同给药剂量对药物作用的影响。
2. 练习家兔的捉拿和家兔耳缘静脉注射。

二、实验原理

1. 药物的剂量-效应关系是指在在一定范围内，药物剂量与效应之间的规律性变化。通过量效关系的研究，可定量分析和阐明药物剂量与效应之间的规律，有助于了解药物作用的性质，并为临床用药提供参考。

2. 药理效应按性质分为量反应和质反应两种情况。效应的强弱呈连续增减的变化，可用具体或最大反应百分率表示者称为量反应，例如血压的升降、平滑肌的舒缩等，其研究对象为单一的生物单位。如果药理效应不是随着剂量或浓度的增减呈连续性量的变化，则称为质反应，质反应以阳性或阴性、全或无的方式表现，如死亡与生存、惊厥与不惊厥等，其研究对象为一个群体。

3. 剂量，即用药的份量。剂量的大小决定血药浓度的高低，血药浓度又决定药理效应。因此，药物剂量决定药理效应强弱，在一定范围内增加或减少药物剂量，效应也随之增强或减弱。

4. 苯甲酸钠咖啡因（C.N.B）为中枢兴奋药，剂量加大，可产生兴奋、惊厥、死亡。通过给予不同剂量的苯甲酸钠咖啡因，了解药物的量效关系。

三、实验动物和实验材料

【实验动物】 小白鼠2只。

【实验器材】   玻璃钟罩 2 个、托盘天平 1 台、1ml 注射器 2 支。

【实验药物】   0.2% 苯甲酸钠咖啡因（C.N.B）注射液、2% 苯甲酸钠咖啡因注射液。

四、实 验 方 法

1. 取小白鼠 2 只，称重编号，分别放入大烧杯中，观察两鼠的正常活动。

2. 分别进行捉拿并腹腔注射：甲鼠给 0.2% 苯甲酸钠咖啡因注射液 0.2ml/10g；乙鼠给 2% 苯甲酸钠咖啡因注射液 0.2ml/10g。

【小白鼠捉拿方法】   右手提起鼠尾，将小白鼠置于粗糙平面上，使其向前爬行。左手拇指、食指对等抓起两侧鼠耳及中间的头部皮肤，弯曲中指垫于鼠背部。右手拉直鼠尾，翻转左手使小白鼠腹部朝上，并用无名指和小指压住鼠尾，将小白鼠固定于左手上。

【小白鼠腹腔注射法】   左手捉拿小白鼠，右手持注射器。从小白鼠左下腹进针，角度为 15°，进针感觉到落空感后，回抽无血液回流则可推注药液。完毕后迅速拔针。

3. 观察有无兴奋、竖尾、惊厥，甚至死亡等现象，记录发生的时间，并比较两鼠有何不同。

五、注 意 事 项

1. 捉持小鼠时应注意安全，避免被咬伤。
2. 腹腔注射是注意避免刺破内脏。

六、实 验 结 果

药物剂量对药物作用的影响

鼠号	体重（g）	药物及剂量	用药后反应及发生时间
甲			
乙			

七、思 考 讨 论

两鼠的反应有何不同？为什么？

实验二 给药途径对药物作用的影响

一、实 验 目 的

1. 观察不同给药途径对药物作用的快慢和强弱的影响。
2. 练习家兔的捉拿法、肌注和耳缘静脉注射法。

二、实 验 原 理

异戊巴比妥钠为中枢神经抑制药，大剂量可产生麻醉作用，过量可因呼吸麻痹而致死。给药途径不同，吸收速度有差别，药物在血浆浓度也不同，故药物反应的潜伏期和程度亦有差别。

三、实验动物和实验药品及器材

【实验动物】 家兔2只。
【实验器材】 婴儿秤、5ml 注射器（5 号针头）、10ml 注射器（7 号针头）、酒精棉球、干棉球。
【实验药物】 5%异戊巴比妥钠溶液。

四、实 验 方 法

1. 取家兔2只，标号称重，观察正常活动、呼吸及翻正反射。
2. 以 5%异戊巴比妥钠溶液 1.0ml/kg 的剂量分别注射。甲兔耳缘静脉缓慢注射，乙兔肌内注射。
3. 观察并比较两兔翻正反射消失的时间及对呼吸抑制的深浅。

五、实验结果

异戊巴比妥钠不同给药途径对药物作用的影响

兔号	体重（kg）	药物及剂量	给药途径	翻正反射消失时间	呼吸抑制程度
甲					
乙					

六、结果分析

七、思考讨论

给药途径不同，一般情况下对药物的作用产生什么影响？在哪些情况下可使药物的作用产生质的差异？

实验三 药物的相互作用

一、药物的配伍禁忌实验

(一) 实验目的

认识药物的配伍禁忌及掌握其临床意义。

(二) 实验原理

药物的相互作用主要指的是联合应用两种或两种以上药物时,由于药物之间或药物与机体之间相互影响,使药物在药效学或药动学方面发生改变,作用较单用时增强或减弱。可分为以下几类。

1. 药物在体外的相互作用　是指药物在体外配伍时所发生的物理性或化学性相互作用,并有可能使疗效降低或毒性增大,临床配药必须禁忌的现象。又称为药物配伍禁忌。如酸性药物和碱性药物混合,会产生中和反应,影响药效。

2. 药物在体内的相互作用　包括了药动学和药效学两方面。前者是指药物在吸收、分布、生物转化和排泄过程中被其他药物干扰,使作用部位药物浓度改变,导致药效增强或减弱;后者则是药物作用之间的相互影响。体内相互作用产生的结果主要是两个。

(1) 协同作用是指联合用药后使原有药物效应增强或毒性增加的现象。主要表现为相加作用、增强作用、增敏作用。

(2) 拮抗作用是指联合用药后使原有药物效应减弱或消失的现象。主要表现为相减作用、抵消作用、脱敏作用。

(三) 实验用物

【仪器】　5ml注射器、小试管。

【材料】　乳糖酸红霉素粉针剂、0.9%氯化钠注射液、5%葡萄糖注射液、注射用水。

（四）实验内容

1. 取乳糖红霉素粉针剂（0.3g）三瓶，编号为甲、乙、丙。

2. 甲瓶加 0.9% 氯化钠注射液 5ml，乙瓶加 5% 葡萄糖注射液 5ml，丙瓶加注射用水 5ml，振摇 3~5 分钟，观察是否溶解。

（五）实验指导

1. 溶解红霉素粉针剂时，应充分振摇。

2. 认真观察实验结果，并真实记录之。

（六）实验记录

瓶号	溶剂	是否溶解
甲		
乙		
丙		

（七）思考讨论

试述配伍禁忌概念及临床应用应注意事项。

二、药物的协同作用实验

（一）实验目的

观察药物的协同作用，加深对药物相互作用的理解。

（二）实验原理

同"药物的配伍禁忌实验"实验原理。

（三）实验用物

【实验动物】　小白鼠（16～20g）。

【仪器及材料】　大烧杯、天平、1ml注射器、干棉球。

【实验药物】　0.5%苯巴比妥溶液、生理盐水、麻醉乙醚。

（四）实验内容

1. 取小鼠两只，称其体重并编号，分别放入倒置的大烧杯内，观察其正常活动情况。

2. 甲鼠腹腔注射0.5%苯巴比妥溶液0.1ml/10g；乙鼠腹腔注射生理盐水0.1ml/10g作为对照。

3. 20分钟后，将浸有1ml麻醉乙醚的棉球分别放入倒置的烧杯内，并记录时间，观察比较两鼠出现麻醉状态的时间，待麻醉后立即将小鼠取出，观察两鼠的恢复情况。

（五）注意事项

1. 小鼠的腹腔注射法　左手捉持小鼠，腹部朝上，头部下倾，右手持注射器在下腹左侧或右侧向头端穿刺（避开膀胱的部位），针头与皮肤呈30度，刺入腹腔（有落空感），注入药液。

2. 注意　针头不要刺入太深，太靠上，以免损伤肝脏。

（六）实验记录

鼠号	体重（g）	药物及剂量	出现麻醉状态的时间	麻醉恢复的时间
甲				
乙				

三、药物的拮抗作用实验

（一）实验目的

观察药物的拮抗作用，加深对药物相互作用的理解。

（二）实验原理

同"药物的配伍禁忌实验"实验原理。

（三）实验用物

【实验动物】　小白鼠（16~20g）。
【仪器及材料】　大烧杯、天平、1ml注射器、干棉球。
【药物】　0.5%苯巴比妥溶液、5%尼可刹米溶液、麻醉乙醚。

（四）实验内容

1. 取小鼠1只，称重，观察正常活动情况。

2. 小鼠腹腔注射5%尼可刹米溶液0.1ml/10g，用大烧杯罩住。当小鼠出现惊厥时，立即放入蘸有1ml乙醚的棉球，使之吸入乙醚，观察小鼠的变化。

3. 待小鼠惊厥停止后，在腹腔注射0.5%苯巴比妥溶液0.1ml/10g，观察结果如何。

（五）注意事项

惊厥停止后合用苯巴比妥的目的是防止乙醚麻醉作用消失后小鼠再次发生惊厥。

（六）实验记录

动物	体重（g）	吸入乙醚后的反应	注射 5% 苯巴比妥后的反应
小鼠			

（七）思考讨论

药物协同作用和拮抗作用有何临床意义？

实验四　毛果芸香碱与阿托品对兔瞳孔的作用

一、实　验　目　的

1. 观察拟胆碱药、抗胆碱药对兔瞳孔的作用，并分析两类药物作用的机制并联系其临床应用。

2. 练习家兔的捉拿、滴眼及量瞳方法。

二、实　验　原　理

虹膜内有两种括约肌，一种是瞳孔括约肌，另一种是瞳孔开大肌。前者受动眼神经的胆碱能神经支配，兴奋时瞳孔括约肌收缩，瞳孔缩小；后者受去甲肾上腺素能神经支配，兴奋时瞳孔开大肌收缩，瞳孔扩大。毛果芸香碱激动瞳孔括约肌 M 受体，使瞳孔括约肌收缩，表现为瞳孔缩小。阿托品阻断瞳孔括约肌上的 M 受体，括约肌松弛，而扩大肌受 α 受体支配，对阿托品不敏感，仍保持其原有张力，结果瞳孔扩大。

三、实　验　用　物

【实验动物】　家兔一只。

【实验仪器】　剪刀、测瞳器、注射器、兔固定箱。

【实验药品】　1% 硫酸阿托品溶液、1% 硝酸毛果芸香碱溶液。

四、实　验　内　容

1. 取健康家兔 1 只放入兔固定箱，减去眼睫毛在自然光线下测量并记录两侧正常瞳孔直径（mm），用大拇指和食指将兔下眼睑拉成杯状并用中指压迫内眦，家兔左眼滴 1% 硫酸阿托品溶液，右眼滴 1% 硝酸毛果芸香碱溶液

（每眼各 3 滴）。让药液在眼内停留 1 分钟，然后将手放开，任其自然溢出。

2. 滴药 15 分钟后，在同样强度光线下分别测量两侧瞳孔大小并记录。

五、实 验 记 录

兔号	药物	正常瞳孔直径（mm）	用药后瞳孔直径（mm）
甲	硫酸阿托品溶液		
乙	毛果芸香碱溶液		

六、注 意 事 项

1. 测量瞳孔时不能刺激角膜，否则影响瞳孔大小。
2. 用药前后测量瞳孔，应在光照条件一致的条件下进行。
3. 滴药时应按压鼻泪管，以防药液进入鼻腔，经鼻黏膜吸收中毒。

七、思 考 讨 论

从实验结果中说明药物的扩瞳与缩瞳的作用原理是什么？它们在眼科临床上有什么用途？

实验五　去甲肾上腺素的缩血管作用

一、实 验 目 的

观察去甲肾上腺素的缩血管作用。

二、实 验 原 理

去甲肾上腺素主要激动 α 受体，对 β_1 受体激动作用很弱，对 β_2 受体几乎无作用，具有很强的血管收缩作用，使全身小动脉与小静脉都收缩。

三、实 验 用 物

【实验动物】　青蛙或蟾蜍。
【实验器材】　脊髓破坏针、蛙板、大头针、手术剪、手术镊、滴管。
【实验药物】　0.01% 去甲肾上腺素。

四、实验内容及实验结果

取蛙一只，用脊髓破坏针破坏大脑和脊髓后，固定于蛙板上，沿其腹壁剪开皮肤剖开腹腔，找出肠系膜，用大头针固定于蛙板上，观察肠系膜上血管的粗细后，滴 0.01% 去甲肾上腺素溶液数滴于肠系膜上，约 3 分钟后，再观察血管的粗细有何变化？

五、思 考 讨 论

去甲肾上腺素缩血管作用的原理是什么？在临床上有何用途？

实验六 传出神经系统药物对犬血压的影响

一、实 验 目 的

观察传出神经系统药物对犬血压的影响，比较药物之间的特点及相互作用。

二、实 验 原 理

胆碱受体激动药（乙酰胆碱）可激动胆碱受体（M受体、N受体），引起心脏抑制，血管扩张，血压下降。

阿托品为胆碱受体拮抗药，可对抗乙酰胆碱引起的M样作用，兴奋心脏。治疗量的阿托品对血管及血压的影响不大，大剂量可扩张外周血管与内脏血管，此作用与M受体的阻断无关。

1. 肾上腺素受体激动药

（1）肾上腺素可激动 α、β 受体，引起 α 效应及 β 效应，表现为皮肤黏膜内脏血管收缩（α 效应），骨骼肌血管冠脉血管扩张，心脏兴奋（β 效应）。①治疗量时，激动心脏 β 受体，心脏兴奋，输出量增加，收缩压上升，而骨骼肌血管的扩张作用超过或抵消皮肤黏膜血管的收缩作用，故而舒张压不变或稍降，脉压增大。②大剂量时，α 效应兴奋作用增强，收缩压和舒张压均升高。③若先用 α 受体阻断药（酚妥拉明），再用肾上腺素，则取消了肾上腺素的缩血管作用，血管单纯呈扩张状态，血压下降。

（2）去甲肾上腺素为 α 受体激动药，有较弱的 β_1 受体激动作用，表现为：心脏兴奋，血管收缩，血压上升。

（3）异丙肾上腺素为 β 受体激动药，几乎没有 α 受体激动作用，表现为心脏兴奋，骨骼肌血管及冠脉血管扩张，故而收缩压升高，舒张压略下降，脉压明显增大。

2. 肾上腺素受体阻断药

（1）酚妥拉明为 α 受体阻断药，可引起外周血管扩张，血压下降，它亦可翻转肾上腺素的升压作用。

（2）普萘洛尔为 β 受体阻断药，可以起心脏抑制，心输出量减少，血压下降。其可阻断肾小球旁细胞上的 β 受体，引起肾素分泌减少，进一步引起血压下降。故而，普萘洛尔是目前临床治疗高血压的一线药物。

三、实验器材及主要试剂

【实验动物】　13kg 以上健康犬一只。

【实验药品】　生理盐水、5% 枸橼酸钠溶液、3% 戊巴比妥钠溶液、0.0001% 乙酰胆碱溶液、1% 阿托品溶液、0.001% 肾上腺素溶液、0.01% 去甲肾上腺素溶液、0.01% 异丙肾上腺素溶液、0.5% 酚妥拉明溶液、0.1% 普萘洛尔溶液。

【实验器材】　犬解剖台、水银检压计、止血钳、手术剪、手术刀、动脉套管、动脉夹、气管套管、滴定管、注射器、丝线。

四、实 验 内 容

1. 麻醉　取健康犬一只（13kg 以上），称体重后以 3% 戊巴比妥钠 1ml/kg 静脉注射，待麻醉后仰卧缚于手术台上。

2. 手术步骤

（1）于一侧股三角处手触动脉搏动部位后剪去毛，酒精消毒，纵行切开约 6cm 长的切口，分离出股静脉，将静脉剪一小口，插入与滴管相连的静脉套管，结扎固定，供输液及给药用。

（2）剪去颈部毛，酒精消毒后在颈正中部沿气管正中线切开 10~12cm 切口，分离出气管，并在其上作一"T"型切口，插入气管套管。

（3）于颈部一侧找出颈动脉，用动脉夹夹住近心端，再于线结间剪一"V"型口，插入装满 5% 枸橼酸钠的动脉套管，用线扎紧。套管另一端连接水银检压计。

（4）放开动脉夹前，先将水银检压计的压力提高到 120mmHg 左右。开夹后先描述一段正常血压曲线，然后依次静脉注入下列药物，每次注入后需观察记录血压的改变，待血压基本恢复后方可再用下一药物。

A. 胆碱受体激动药及胆碱受体拮抗药

0.0001% 乙酰胆碱溶液　　　　0.1ml/kg

1% 阿托品溶液　　　　　　　　0.1ml/kg

0.0001% 乙酰胆碱溶液　　　　0.1ml/kg

B. 肾上腺素受体激动药对血压的影响

0.001% 肾上腺素溶液　　　　　0.1ml/kg

0.01% 去甲肾上腺素溶液　　　　0.1ml/kg

0.001% 异丙肾上腺素溶液　　　0.1ml/kg

C. 肾上腺素受体阻断药对血压的影响

0.1% 普萘洛尔溶液　　　　　　0.5ml/kg

0.001% 肾上腺素溶液　　　　　0.1ml/kg

0.5% 酚妥拉明溶液　　　　　　0.2ml/kg

0.001% 肾上腺素溶液　　　　　0.1ml/kg

五、实验注意事项

1. 麻醉时确保麻醉深度的控制，掌握好麻醉药的用量，以免对以下药物的作用造成影响。

2. 每次给药前，必须等待犬血压基本恢复正常方可注射下一药物，以免药物之间的相互作用干扰实验数据的准确性。

3. 静脉注射去甲肾上腺素时，须严密观察血压的变化，谨防血压过高造成水银检压计的损坏。

六、实验结果记录与分析

A. 胆碱受体激动药及胆碱受体拮抗药

药物	用药前（mmHg）	用药后（mmHg）	血压差值（mmHg）
0.0001%乙酰胆碱溶液			
1%阿托品溶液			
0.0001%乙酰胆碱溶液			

B. 肾上腺素受体激动药对血压的影响

药物	用药前（mmHg）	用药后（mmHg）	血压差值（mmHg）
0.001%肾上腺素溶液			
0.01%去甲肾上腺素溶液			
0.01%异丙肾上腺素溶液			

C. 肾上腺素受体阻断药对血压的影响

药物	用药前（mmHg）	用药后（mmHg）	血压差值（mmHg）
0.1%普萘洛尔溶液			
0.001%肾上腺素溶液			
0.5%酚妥拉明溶液			
0.001%肾上腺素溶液			

笔 记 栏

七、思 考 讨 论

1. 阿托品对乙酰胆碱的作用有何影响？为什么？
2. 肾上腺素及去甲肾上腺素对血压的影响有何不同？为什么？
3. 酚妥拉明对肾上腺素的升压作用有何影响？为什么？

实验七 胆碱受体激动药及拮抗药对离体肠平滑肌的作用

一、实 验 目 的

1. 掌握乙酰胆碱和阿托品对肠平滑肌的作用原理。
2. 熟悉阿托品的临床应用。

二、实 验 原 理

乙酰胆碱为胆碱受体激动药，可激动 M 胆碱受体，引起 M 样作用：心脏抑制，血管扩张、内脏平滑肌收缩、瞳孔缩小、腺体分泌增加等。胃肠道平滑肌上有 M 胆碱受体，受体激动后可引起肠道平滑肌的收缩。

阿托品为 M 胆碱受体拮抗药，可拮抗乙酰胆碱引起的 M 样作用。

三、实验器材及主要仪器

【实验动物】 家兔 1 只。
【实验药品】 台式溶液、0.01%乙酰胆碱溶液、0.1%阿托品溶液。
【实验器材】 注射器、培养皿、剪刀、温度计。

四、实 验 内 容

1. 取家兔小肠一段，长约 2cm，用滴管吸取台式溶液将肠内容物洗净，置于盛有 37℃台式溶液的培养皿中。

2. 先观察该段肠体的正常活动后，加入 0.01%乙酰胆碱 0.5ml，观察有何改变？

3. 当肠体作用显著时立即加入 0.1%阿托品溶液 0.5ml，观察有何改变？

4. 当变化明显时再加入 0.01% 乙酰胆碱 0.5ml，观察肠体的变化？记录之。

五、实验注意事项

选择在肠体作用最显著时加药，方能明显地对比出药物之间的拮抗作用。

六、实验结果记录与分析

家兔离体肠平滑肌活动情况

药物	用药前	用药后
0.01% 乙酰胆碱溶液		
0.1% 阿托品溶液		
0.01% 乙酰胆碱溶液		

七、思 考 讨 论

阿托品对胃肠道平滑肌的作用特点？试述其临床用途？

实验八　丁卡因与普鲁卡因对黏膜麻醉作用的比较

一、实 验 目 的

掌握丁卡因与普鲁卡因的黏膜麻醉作用特点。

二、实 验 原 理

普鲁卡因局麻作用特点：起效快（1~3min），维持时间短（20~30min），对皮肤黏膜穿透力弱，亲脂性低，毒性小。临床适用于除表面麻醉以外的各种局麻方法，尤以浸润麻醉为首选。

丁卡因局麻作用特点：起效快（2~3min），维持时间长（2~3h），对皮肤黏膜穿透力强，毒性大。临床主要用于表面麻醉，也可用于传导麻醉、腰麻、硬膜外麻醉，但浸润麻醉禁用。

三、实验器材及主要仪器

【实验动物】　家兔。
【实验药品】　1%丁卡因溶液、1%普鲁卡因溶液。
【实验器材】　剪刀、棉签、滴管。

四、实 验 内 容

1. 取家兔一只，剪去眼睑睫毛，用棉签触及角膜，检验正常的眨眼反射。

2. 将下眼睑拉成杯状，手指压住鼻泪管，分别由左眼滴入1%丁卡因溶液3滴，右眼滴入1%普鲁卡因溶液3滴。保持1分钟后，缓慢放手。

3. 每隔5分钟，用棉签测家兔的眨眼反射是否存在。测30分钟数据并记录之。

五、实验注意事项

1. 滴眼药水时，应用手指压住鼻泪管，以防药液流入鼻泪管经鼻腔吸收。

2. 滴完眼药水后，下眼睑拉成杯状，手指压住鼻泪管的姿势应保持一分钟左右，待药物吸收后，方可缓慢放开。

3. 测家兔眨眼反射时，棉签不应触及上下眼睑及剪短的睫毛，以免干扰实验结果。

六、实验结果记录与分析

兔眼	药物	用药前眨眼反射	用药后眨眼反射					
			5min	10min	15min	20min	25min	30min
左	1%丁卡因							
右	1%普鲁卡因							

七、思 考 讨 论

结合实验结果，试比较丁卡因与普鲁卡因的黏膜麻醉作用特点及临床用药注意事项？

实验九　丁卡因与普鲁卡因的毒性比较

一、实 验 目 的

1. 掌握丁卡因和普鲁卡因的毒性大小，做到区别用药。
2. 掌握家兔腹腔注射的方法及注意事项。

二、实 验 原 理

普鲁卡因与丁卡因均属酯类局麻药，普鲁卡因起效快，维持时间短；丁卡因麻醉强度及毒性大，为普鲁卡因的 $10 \sim 12$ 倍，且作用持久。过量容易引起毒性反应。故而丁卡因一般不用于麻醉药药量要求大的浸润麻醉。

三、实验器材及主要仪器

【实验动物】　家兔。
【实验药品】　1%丁卡因溶液、1%普鲁卡因溶液。
【实验器材】　天平、注射器。

四、实 验 内 容

1. 取家兔两只，称体重，并编号。注意观察家兔的正常活动。
2. 甲兔由腹腔注射1%丁卡因溶液1ml/kg，乙兔腹腔注射1%普鲁卡因溶液1ml/kg。10分钟后，注意观察两兔反应有何不同？

五、实验注意事项

腹腔注射时，将家兔仰卧位固定好，操作者右手持注射器（6 或 7 号针头）于家兔左或右侧腹部将针头刺入皮下，沿皮下向前推进 0.5cm 左右，再使针头与皮肤呈 45°角方向穿过腹肌刺入腹腔，有落空感，回抽无肠液、尿液后，缓慢推入药液。

六、实验结果记录与分析

兔号	药物	用药前活动情况	用药后反应	毒性大小
甲	1%丁卡因			
乙	1%普鲁卡因			

七、思 考 讨 论

结合实验结果，比较丁卡因与普鲁卡因的毒性大小及临床用药注意事项？

实验十　苯巴比妥钠的抗惊厥作用

一、实验目的

1. 观察中枢兴奋药过量的毒性反应。
2. 掌握苯巴比妥钠的抗惊厥作用，联系其临床用途。

二、实验原理

苯巴比妥钠为中枢神经系统抑制药巴比妥类长效类药物，随着剂量增大依次会出现镇静催眠抗惊厥和麻醉作用。过量亦可引起呼吸中枢麻痹、导致死亡。本类药物有较强的抗惊厥作用，临床主要用于小儿高热、破伤风、子痫、脑膜炎等引起的惊厥。另外，苯巴比妥钠可用于治疗癫痫大发作和癫痫持续状态。

尼可刹米为呼吸中枢兴奋药，作用温和、维持时间短，但过量亦可引起惊厥可用中枢抑制药对抗。

三、实验器材及主要仪器

【实验动物】　小白鼠。
【实验药品】　0.5%苯巴比妥钠溶液、2.5%尼可刹米溶液、生理盐水。
【实验器材】　天平、注射器。

四、实验内容

1. 取小白鼠两只，称体重，编号。注意观察正常的活动情况。
2. 甲鼠由腹腔注射0.5%苯巴比妥钠溶液0.1ml/10g，乙鼠腹腔注射生理盐水0.1ml/10g作为对照。

3. 10 分钟后，两鼠均由腹腔注射 2.5% 尼可刹米溶液 0.2ml/10g，放入大杯内，观察两鼠有无惊厥发生，惊厥发生的程度有何不同？

五、实验注意事项

1. 甲乙两只小白鼠体重不宜相差太大。

2. 小白鼠腹腔注射法：固定小白鼠后，在其左或右侧腹部将针头刺入皮下，沿皮下向前推进 0.5cm 左右，再使针头与皮肤呈 45°角方向穿过腹肌刺入腹腔，有落空感，回抽无肠液、尿液后，缓慢推入药液。

六、实验结果记录与分析

鼠号	体重（g）	药物及剂量（ml）	用药前活动情况	用药后的反应
甲		苯巴比妥钠		
		尼可刹米		
乙		生理盐水		
		尼可刹米		

七、思 考 讨 论

结合试验结果，试述苯巴比妥钠的抗惊厥作用特点？

实验十一 氯丙嗪的镇静和降温作用

一、实 验 目 的

观察氯丙嗪的镇静和降温作用并掌握其降温作用特点。

二、实 验 原 理

氯丙嗪的镇静作用是通过阻断中脑-边缘叶及中脑-皮质通路中的多巴胺受体而发生的。同时,氯丙嗪能抑制下丘脑体温调节中枢,使体温调节失灵,因而机体体温随环境温度变化而升降。

三、实验器材及主要仪器

【实验动物】 小白鼠3只。
【实验药品】 0.08%盐酸氯丙嗪溶液、生理盐水、液体石蜡。
【实验器材】 托盘天平、肛表、大烧杯、1ml注射器、冰箱。

四、实 验 内 容

取小白鼠3只,称重编号,观察正常活动及精神状态。用电子温度计测正常体温。然后甲、乙两鼠腹腔注射0.08%盐酸氯丙嗪溶液0.1ml/10g,丙鼠腹腔注射生理盐水0.1ml/10g。用药后将乙、丙两鼠放入冰箱冷藏室。30分钟后各测一次体温,并观察小白鼠的活动情况。

五、实验注意事项

1. 室温影响实验结果,必须在30℃以下进行实验。

2. 无冰箱时也可在大盆中放入冰块，造成局部环境低温进行实验。

3. 测体温时，勿使小白鼠过度躁动，要固定好。每只小白鼠最好固定用一支体温表，且每次插入深度和时间要一致。

4. 实验前 24 小时，最好将小白鼠放在准备实验的环境中适应，并小笼喂养。

六、实验结果记录与分析

鼠号	药物	环境	活动情况		体温	
			用药前	用药后	用药前	用药后 30min
甲	氯丙嗪	室温				
乙	氯丙嗪	冰箱				
丙	生理盐水	冰箱				

七、思 考 讨 论

氯丙嗪的镇静降温作用特点及临床意义？

实验十二　尼可刹米对呼吸抑制的解救

一、实验目的

观察尼可刹米对吗啡所致呼吸抑制的解救作用，并联系其临床意义。

二、实验原理

吗啡可抑制呼吸。治疗量尼可刹米能直接兴奋延脑呼吸中枢，提高呼吸中枢对 CO_2 的敏感性；也通过刺激颈动脉体化学感受器反射性兴奋呼吸中枢，用于急性吗啡中毒所致的呼吸抑制。

三、实验器材及主要试剂

【实验动物】　家兔。

【实验药品】　1%盐酸吗啡溶液、5%尼可刹米溶液。

【实验器材】　兔固定器、婴儿秤、玛利气鼓、5ml 及 10ml 注射器、胶布、酒精棉球、压力换能器、MedLab。

四、实验内容

1. 取家兔 1 只，称重，置于固定器内。

2. 将玛利气鼓固定于家兔口鼻，另一端连接于压力换能器并将换能器连接于 MedLab。首先记录正常的呼吸曲线，然后由耳静脉注射 1%盐酸吗啡溶液 1~2ml/kg，观察呼吸频率及幅度。

3. 待频率极度减慢，幅度显著降低时，立即由耳静脉注射 5%尼可刹米溶液 1~2ml，观察呼吸变化，待呼吸抑制被解除后，以稍快的速度追加尼可刹米 0.5ml，观察惊厥的发生。

五、实验注意事项

1. 通气量调节好后不要再变动，否则会影响实验结果。

2. 注射吗啡的速度应根据呼吸抑制情况调节，一般宜先快后慢。

3. 尼可刹米应事先准备好，当出现呼吸明显抑制时立即注射，但注射速度不宜过快，否则容易引起惊厥。

六、思 考 讨 论

为什么选用尼可刹米对抗吗啡的呼吸抑制作用？使用时应注意什么？

七、实验结果记录与分析

1. 观察分析描记的呼吸曲线。

2. 吗啡急性中毒的主要症状有哪些？

实验十三　氯化钾静脉注射对心脏的毒性

一、实验目的

通过实验掌握氯化钾溶液在临床上的正确用法。

二、实验原理

静滴过量时，可出现疲乏、肌张力减低、反射消失、周围循环衰竭、心率减慢，甚至心脏停搏等不良反应。

这是由于静脉注射氯化钾增加血液钾离子浓度，使心脏的兴奋作用降低而停搏，自律性降低，传导阻滞，这是细胞膜钾离子通道病理性改变的膜电位异常所导致的。

三、实验器材及主要仪器

【实验动物】　家兔1只。
【实验药品】　10%氯化钾。
【实验器材】　注射器。

四、实验内容

取家兔一只，称体重，观察正常活动情况，然后由耳静脉注入10%氯化钾2ml/kg，观察家兔有什么变化。

五、实验注意事项

1. 为观察到明显的实验现象，静脉推注的时候可以稍快一些。

2. 注射前应将兔子固定好，防止抓伤。

六、实验结果记录与分析

药物	活动情况	
	给药前	给药后
氯化钾		

七、思 考 讨 论

氯化钾直接静脉注射对心脏有何影响？联系实验叙述氯化钾静脉给药时应注意哪些事项？

实验十四　强心苷的强心作用

一、实验目的

观察强心苷对心脏的直接作用及其与 Ca^{2+} 的关系，分析其作用机制，联系其临床应用。

二、实验原理

强心苷对心脏有高度选择性，对 CHF 患者，能明显加强衰竭心脏的收缩力，增加心输出量，从而解除心功能不全症状（通过间接反射性作用，抑制了处于兴奋状态的交感神经活动，外周阻力不上升，所以心排出量增加）。

强心苷能增加心肌细胞内 Ca^{2+} 量，认为这就是强心苷正性肌力的基本机制。始发因素是抑制了心肌细胞膜上的 Na^+-K^+-ATP 酶。该酶就是强心苷受体。在体内，治疗剂量的地高辛抑制 Na^+-K^+-ATP 酶的活性约20%。结果导致心肌细胞内-K^+ 减少，Na^+ 增加。细胞内 Na^+ 增加能刺激 Na^+-Ca^{2+} 交换系统的双向交换机制（Na^+ 外流增加，Ca^{2+} 内流增加，或 Na^+ 内流减少，Ca^{2+} 外流减少），最终造成细胞内 Na^+ 浓度下降，Ca^{2+} 浓度上升，肌浆网摄 Ca^{2+} 增多，储存增加。

细胞内 Ca^{2+} 少量增加时，还能通过心肌细胞膜钙离子通道，使动作电位 2 相内流 Ca^{2+} 增多，此又能触发肌浆网膜的 Ca^{2+} 释放，即"以钙释钙"。这样，在强心苷的作用下，心肌内可利用的 Ca^{2+} 量增加，促进心肌细胞兴奋-收缩偶联的作用，故心肌收缩力增强。

三、实验器材及主要试剂

【实验动物】　蛙或蟾蜍。

【实验药品】　缺钙任氏液、任氏液、1%氯化钙溶液、1：5 000 毒毛花苷 K 任氏液或毒毛花苷 K 注射液（0.25mg/1ml）。

【实验器材】　蛙板、脊髓破坏针、蛙手术器械一套、蛙心套管、蛙心夹、滴管、烧杯、万能杠杆、智能药理生理记录仪、张力换能器、图钉、缝线、铁支架、双凹夹。

四、实 验 内 容

1. 取蛙（或蟾蜍）1 只，用脊髓破坏针破坏大脑和脊髓，背位固定于蛙板上。

2. 先剪开胸部皮肤，再剪除胸部肌肉及胸骨，充分暴露心脏。

3. 剪破心包膜，在主动脉干分支处以下穿一缝线，打一松结备用，于左侧主动脉分支上剪一 V 形切口，插入盛有任氏液的蛙心套管，当套管插入主动脉球后，即转向蛙心左后方，同时用左手持镊子轻轻将主动脉球向右前方（与套管相反方向）提起，并以右手小指轻推心室，使套管顺利进入心室。

4. 在主动脉处扎紧备用的松结并固定于套管小钩上。

5. 剪断结扎点上端的主动脉，提起套管及蛙心，再结扎并剪断静脉窦远心端，使蛙心游离。用滴管吸去蛙心套管内的血液，反复用任氏液冲洗清除蛙心内存血后，将蛙心套管固定于铁支架上。

6. 用系有长线蛙心夹夹于心尖，将长线系在张力换能器上，即可通过换能器，在智能化药理生理记录仪上描记心跳曲线。

7. 记录一段正常心跳曲线后，按下列顺序向蛙心套管内加药或换液。每加一药或换液后密切观察心脏收缩幅度、心率、房室收缩的协调性等方面的变化，并描记心收缩曲线。

（1）换缺钙任氏液。

（2）换以 1∶15 000 毒毛花苷 K 任氏液或换以任氏液后逐渐滴加毒毛花苷 K 注射液约 0.2ml（或滴至心跳加强为止）。

（3）逐渐滴加 1% 氯化钙溶液 3~6 滴（或滴至心跳出现明显变化为止）。

五、实验注意事项

1. 本实验以青蛙心脏为好。蟾蜍因皮下腺体中含有强心苷样物质，心脏

笔 记 栏
. . . .

对强心苷敏感性较差。

2. 以缺钙任氏液灌注心脏，使心收缩减弱，可提高心脏对强心苷的敏感性。

六、思 考 讨 论

1. 试述强心苷对心脏的作用特点及原理。
2. 为什么应用强心苷时要禁静注钙剂？

七、实验结果记录与分析

记录每次换液或加药后心跳的变化结果，分析作用机制，并联系临床。

实验十五　药物对家兔的利尿作用

一、实 验 目 的

观察利尿药的作用特点及使用过程中出现的不良反应及用药注意事项，学会利尿药的用药护理。

二、实 验 原 理

利尿药是直接作用于肾脏，促进电解质（特别是钠）和水的排出，从而增加尿量，用以减轻或消除水肿以及腹水症状，解除病人痛苦。

三、实验器材及主要仪器

【实验动物】　家兔（雄性，2kg 以上）1 只。

【实验药物】　1% 呋塞米溶液。

【实验器材】　兔手术台、兔灌胃器、8/10 号导尿管、量筒、烧杯、注射器。

四、实 验 内 容

1. 取雄兔 1 只，称体重后固定在兔手术台上。

2. 实验前插胃管灌入温水 40ml/kg。

3. 用液体石蜡润滑 8/10 号导尿管后，自尿道缓慢插入约 8～15cm，导尿管进入膀胱后即有尿液排出，用胶布将导尿管与兔体固定，在导尿管下接一量筒，收集 20 分钟内滴出的尿液，测定其毫升数作为给药前的对照值。

4. 然后由家兔耳缘静脉注射 1% 呋塞米溶液 0.4ml/kg，记录给药时间并测量给药后 20 分钟的尿量，比较给药前后的结果。

五、实验注意事项

1. 在插胃管灌温水时，一定要注意是否插入胃内，避免误插入气管内，其检查方法是在胃管外端放一盛有水的烧杯，观察是否有气泡冒出。

2. 导尿管插入时动作要轻，注意不要损伤尿道及膀胱，以免出血。插入深度要适宜，导尿管插入太深在膀胱会卷曲，会使尿液流通不畅。

六、实验结果记录与分析

动物	体重（kg）	药物及剂量	给药前尿量	给药后尿量

七、思 考 讨 论

呋塞米的药理作用特点与临床用途？

实验十六 硫酸镁的导泻作用机制分析

一、实 验 目 的

观察硫酸镁对肠道的影响，分析其作用机制。

二、实 验 原 理

硫酸镁易溶于水，水溶液中的镁离子和硫酸根离子均不易为肠壁所吸收，使肠内渗透压升高，体液的水分向肠腔转移，使肠腔容积增加，肠壁扩张，从而刺激肠壁的传入神经末梢，反射性地引起肠蠕动增加而导泻，其作用在全部肠段，故作用快而强。

三、实验器材及主要仪器

【实验动物】 蟾蜍。
【实验药物】 10%硫酸镁溶液、0.9%氯化钠溶液。
【实验器材】 解剖针、蛙板、蛙腿夹、镊子、眼科剪、手术丝线。

四、实 验 内 容

取蟾蜍一只，用解剖针破坏大脑后，腹部向上，用蛙腿夹固定其四肢，剖开腹腔找出小肠，选取小肠两段，每段长约 2cm，用丝线结扎其两端。第一段小肠内注入 10%硫酸镁溶液 0.2~0.3ml，用同法往第二小肠内注入等量的 0.9%氯化钠溶液作对照。给药后将小肠放置回腹腔内，并将腹壁封闭，一小时后打开腹腔观察各段体积有何变化。

五、实验注意事项

在蟾蜍小肠内注入药液时要靠扎紧端注入，为了避免注入药液从针孔处漏出，可在注入处用线结扎。

六、实验结果记录与分析

记录蟾蜍肠段体积变化。

七、思 考 讨 论

分析硫酸镁导泻的作用机制。

实验十七　茶叶浸剂对铁剂的沉淀作用

一、实验目的

观察茶叶浸剂对铁剂的沉淀作用，联系临床应用铁剂时的注意事项。

二、实验原理

铁剂是治疗缺铁性贫血的特效药，治疗明显而迅速。铁剂不宜与牛奶、钙剂、浓茶同服，因牛奶中磷、钙含量较高，茶叶中鞣酸含量较高，均可影响铁的吸收。

三、实验器材及主要仪器

【实验药物】　茶叶浸剂、0.3%三氯化铁溶液、0.1%鞣酸溶液。
【实验器材】　试管、试管架、滴管。

四、实验内容

取试管两支，一管内加入0.1%鞣酸溶液1ml，另一管内加入茶叶浸剂1ml，然后两管内各加入0.3%三氯化铁溶液3~5滴，轻轻振摇后放回试管架静置30分钟，观察实验结果。

五、实验注意事项

试管静置期间避免振动试管，以免实验结果观察不准确。

六、实验结果记录与分析

试管	药物	结果
甲	0.1%鞣酸溶液 1ml+0.3%三氯化铁溶液 3~5 滴	
乙	茶叶浸剂 1ml+0.3%三氯化铁溶液 3~5 滴	

七、思 考 讨 论

分析硫酸镁导泻的作用机制临床服用铁剂的注意事项？

实验十八 镁盐急性中毒及解救

一、实 验 目 的

观察硫酸镁对肠道的影响，分析其作用机制。

二、实 验 原 理

高镁血症可改变神经肌肉组织兴奋性，阻断神经冲动的正常传递，引起骨骼肌松弛、呼吸肌麻痹、外周血管扩张、血压下降，并可引起中枢抑制、心脏传导紊乱和心室停搏。

钙离子可与镁离子竞争进入肌质网，并可直接作用于肌细胞。由镁引起的中枢神经抑制和肌神经接点处的传导阻滞可被钙对抗，故钙剂可用于镁盐中毒的解救。

三、实验器材及主要仪器

【实验动物】 家兔。
【实验药物】 10%硫酸镁溶液、5%氯化钙溶液。
【实验器材】 磅秤、注射器。

四、实 验 内 容

1. 取家兔一只，称体重、观察正常活动及肌张力后，由家兔耳缘静脉缓慢注射10%硫酸镁溶液2ml/kg，观察给药后家兔的呼吸、肌肉松弛程度。

2. 当家兔行动困难、低头卧倒时立即由耳缘静脉缓慢注射5%氯化钙溶液4~8ml，直至恢复正常行走为止。

五、实验注意事项

注射硫酸镁时需将氯化钙抽吸好备用，避免硫酸镁注射过快导致动物抢救不及时死亡。

六、实验结果记录与分析

动物	体重（kg）	给药前		注射10%硫酸镁溶液		注射5%氯化钙溶液	
		活动情况	肌张力	活动情况	肌张力	活动情况	肌张力

七、思 考 讨 论

镁盐中毒时有哪些临床表现？使用钙剂解救的原理是什么？

实验十九　枸橼酸钠的凝血作用

一、实验目的

观察枸橼酸钠抗凝血作用，解释其作用原理。

二、实验原理

　　枸橼酸钠中枸橼酸根与血中钙离子形成难解离的可溶性络合物，使血中钙离子减少，缓解钙离子促使血液凝固的作用而阻止血液凝固（仅用于体外抗凝血）。

三、实验器材及试剂

【实验动物】　家兔。
【实验器材】　试管、试管架、小量筒、注射器。
【实验药物】　3%枸橼酸钠、生理盐水。

四、实验内容

　　取试管2支，一管内加入3%枸橼酸钠0.5ml，另一管内加入等量的生理盐水作对照，然后从兔心脏穿刺抽取2ml血液，迅速向2支试管各注入兔血1ml，充分振摇后，记录时间，每隔半分钟倾斜一次，比较2支试管的凝血情况有何不同？

五、讨　论

结合试验讨论枸橼酸钠的抗凝血作用原理及其临床应用。

实验二十 链霉素毒性反应及钙剂的对抗作用

一、实 验 目 的

观察链霉素阻断神经肌肉接头的毒性及钙离子的对抗作用。

二、实 验 原 理

氨基糖苷类抗生素能与突触前膜表面的"钙离子结合部位"结合，抑制乙酰胆碱的释放，阻碍神经冲动在神经和肌肉之间的传导，产生肌肉麻痹甚至呼吸暂停。

三、实验器材及试剂

【实验动物】　小白鼠 2 只，体重为 18~22g。
【实验药品】　4% 硫酸链霉素溶液、1% 氯化钙溶液。
【实验器材】　鼠笼、天平、烧杯、1ml 注射器。

四、实 验 内 容

取大小相近的小白鼠 2 只，称重编号，观察正常活动情况、呼吸及肌紧张后，甲鼠腹腔注射 1% 氯化钙溶液 0.1ml/10g，乙鼠腹腔注射生理盐水 0.1ml/10g，6~7 分钟后两鼠分别腹腔注射 4% 硫酸链霉素溶液 0.13ml/10g，观察两鼠有何变化。

五、实验注意事项

注射链霉素后毒性反应，一般用药 10 分钟后才出现，并逐渐加重。

六、实 验 结 果

鼠号	体重（g）	药物	用药后反应	1%CaCl$_2$溶液	生理盐水
甲					
乙					

七、思 考 讨 论

链霉素的不良反应有哪些？钙盐可防治链霉素的哪些毒性反应？

实验二十一　磺胺类药物的溶解性

一、实验目的

观察 pH 值对磺胺药溶解性的影响，从而理解本类药物排泄时尿液 pH 值与其不良反应的关系。

二、实验原理

磺胺类药被吸收后，主要在肝内乙酰化失活，乙酰化磺胺在酸性尿液中溶解度低，在碱性尿液中溶解度增加。在酸性尿液中易析出结晶损伤肾，出现结晶尿、血尿、尿痛、尿路阻塞和尿闭等症状。

三、实验器材及试剂

【实验试剂】　1∶3 醋酸溶液，磺胺嘧啶粉，10% 氢氧化钠溶液。
【实验器材】　试管 5 支、pH 试纸、滴管 2 支。

四、实验内容

1. 取清洁试管 1 支，加入磺胺嘧啶粉 10mg，再加入蒸馏水 3ml，振摇之，观察是否溶解。

2. 向试管中加入 10% 氢氧化钠溶液 1~2 滴，边滴边振摇，观察是否溶解？并用 pH 试纸测其 pH 值，记录之。

3. 再于试管中加入 1∶3 醋酸溶液 1~5 滴，边加边振摇，观察试管内有何变化？并用 pH 试纸测 pH 值，记录之。

4. 将此溶液等分三份，置于试管①、②、③中。

5. 试管①为对照管，试管②加 10% 氢氧化钠约 3 滴，边滴边摇，观察有何变化？并记录之。试管③加入与 10% 氢氧化钠等量的蒸馏水，边加边振摇，有何变化？然后加水 3ml 充分振摇，有何变化？最后加入少量 10% 氢氧化钠溶液结果又如何？将这些结果记录于表中。

五、实 验 结 果

步骤	药物	是否溶解及 pH 值
1	加蒸馏水	
2	加 10% NaOH 溶液	
3	加 1：3 醋酸溶液	
	①对照管	
	②加 10% NaOH 溶液	
	③加水后的情况，再加 10% NaOH 溶液	

六、思 考 讨 论

分析 1、2、3、5 项实验结果产生的原因是什么？从实验结果如何联系临床用药。

实验二十二　有机磷酸酯类药物中毒与解救

一、实 验 目 的

观察有机磷酸酯类药物中毒的症状及血液胆碱酯酶的抑制情况，根据阿托品和碘解磷定对有机磷酸酯类药物中毒的解救效果，分析和比较两药作用的特点和机制。

二、实 验 原 理

有机磷酸酯类为难逆性抗胆碱酯酶药。胆碱酯酶（AChE）与之结合后丧失活性，乙酰胆碱在体内堆积引起机体中毒。胆碱酯酶复活药能与有机磷酸酯类结合或将磷酰化胆碱酯酶中的胆碱酯酶置换出来；阿托品阻断乙酰胆碱与 M 受体结合，阻断其 M 样症状。

三、实验器材和药物

【实验动物】　家兔。
【实验器材】　注射器、量瞳尺。
【实验药物】　5%敌百虫溶液、2.5%氯解磷定溶液、1%阿托品溶液。

四、实 验 方 法

1. 取家兔 2 只，称体重，观察两兔活动情况，瞳孔大小、呼吸、唾液分泌、肌张力、肌震颤、大小便次数等。

2. 两兔分别由耳缘静脉注射 5%敌百虫溶液 2ml/kg，观察上述指标的变化，待中毒症状明显时，甲兔从耳缘静脉注射 1%阿托品溶液 1ml/kg；乙兔从耳缘静脉注射 2.5%氯解磷定溶液 2ml/kg。观察并比较两药解毒作用的特点。

3. 用阿托品解救之兔，最后再注射 2.5% 氯解磷定溶液 2ml/kg，以防死亡。

五、实 验 结 果

兔号	体重（kg）	药物和用量	瞳孔	呼吸	唾液分泌	大小便	肌张力	活动情况
甲		用药前						
		5%敌百虫溶液 ml						
		1%阿托品溶液 ml						
乙		用药前						
		5%敌百虫溶液 ml						
		2.5%氯解磷定溶液 ml						

六、思 考 讨 论

试述敌百虫中毒原理及用何药解救，为什么？

附　录

一、常用实验动物捉持及给药方法

（一）实训目的

1. 了解常用实验动物的种类。
2. 训练并掌握常用实验动物的捉持和给药方法。

（二）实训用物

1. 仪器　电子秤、鼠笼、婴儿称、兔固定器、注射器等。
2. 动物　小白鼠、大白鼠、家兔及蟾蜍。

（三）实训内容

药理学实验常用的动物有小白鼠、大白鼠、蟾蜍、家兔等。由于各种实验的观察目的和内容不同，对动物的需求也不同。

1. 小白鼠　小白鼠是药理学实验最常用的动物之一，其性情较温顺，一般不会咬人，比较容易捉拿固定。

（1）捉持方法：通常用右手提起小鼠尾巴将其放在鼠笼盖或其他粗糙表面上，在小鼠向前挣扎爬行时，用左手拇指和食指捏住其双耳及颈部皮肤，将小鼠置于左手掌心，无名指和小指夹住其背部皮肤和尾部，即可将小鼠完全固定（附图1）。在一些特殊的实验中，如进行尾静脉注射时，可使用特殊的固定装置进行固定，如尾静脉注射架或专用小鼠固定筒。如要进行手术或心脏采血应先进行麻醉再操作，如进行解剖实验则必须先实行无痛处死后再进行。

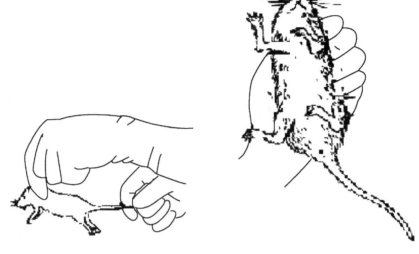

附图 1   小白鼠的捏持

（2）给药方法

1）口服法（p.o.）：把药物放入饲料或溶于饮水中让动物自动摄取。此法优点在于简单方便，缺点是不能保证给药剂量的准确性。

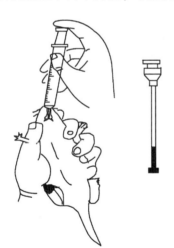

附图 2   小白鼠灌胃法

2）灌胃法（i.g.）：灌胃法是用灌胃器将所投给动物的药物灌到动物胃内。灌胃器由注射器和特殊的灌胃针构成。小鼠的灌胃针长约 4~5cm，直径为 1mm，灌胃针的尖端焊有一小圆形金属球，金属球为中空。焊金属球的目的是防止针头刺入气管或损伤消化道，针头金属球端弯曲呈 20 度左右的角度，以适应口腔、食管的生理弯曲度走向。用左手固定小鼠，右手持灌胃器，将灌胃针从鼠的口腔插入，压迫鼠的头部，使口腔与食管成一直线，将灌胃针沿咽后壁慢慢插入食管，可感到轻微的阻力，此时可略改变一下灌胃针方向，以引起吞咽动作，顺势将药液注入（附图 2）。一般灌胃针插入小鼠深度为 3~4cm。常用灌胃量小鼠为 0.1~0.3ml/10g 体重。

3）皮下注射法（s.c.）：一般由两人合作，一人用左手捏住小鼠头部皮肤，右手拉住鼠尾固定小鼠，另一人用左手拇指及食指轻轻捏起皮肤，右手持注射器将针头刺入进行注射（附图3）。药液注射量0.05~0.3ml/10g体重。

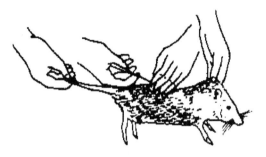

附图3　小白鼠皮下注射法

4）腹腔注射（i.p.）：先将动物固定，在左或右侧腹部将针头刺入皮下，沿皮下向前推进约0.5 cm，再使针头与皮肤呈45度角方向穿过腹肌刺入腹腔，此时有落空感，回抽无肠液、尿液后，缓缓推入药液。此法多用于小鼠（附图4）。

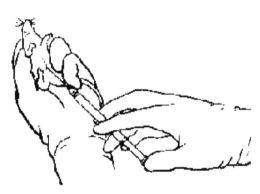

附图4　小白鼠腹腔注射法

5）静脉注射（i.v.）：是将药液直接注射于静脉血管内，使其随血液分布全身，迅速奏效，但排泄较快，作用时间较短。鼠尾静脉共有3根，左右两侧和背侧各1根，两侧尾静脉比较容易固定，故常被采用。操作时，先将动物固定在暴露尾部的固定器内（可用烧杯、铁丝罩或粗试管等物代替），用75%酒精棉球反复擦拭使血管扩张，并可使表皮角质软化，以左手拇指和食指捏住鼠尾两侧，使静脉充盈，注射时针头尽量采取与尾部平行的角度进

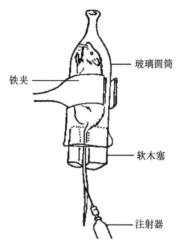

铁夹

玻璃圆筒

软木塞

注射器

附图5　小白鼠的尾静脉注射法

针。开始注射时宜少量缓慢注射，如无阻力，表示针头已进入静脉，这时用左手指将针和鼠尾一起固定起来，解除对鼠尾根部的压迫后，便可进行注射。如有白色皮丘出现，表明未穿刺入血管，应重新向尾部方向移动针头再次穿刺。注射完毕后把尾部向注射侧弯曲以止血。如需反复注射，尽量从鼠尾的末端开始（附图5）。

6）皮内注射（i.d.）：此法用于观察皮肤血管的通透性变化或观察皮内反应。如将一定量的放射性同位素溶液、颜料或致炎物质、药物等注入皮内，观察其消失速度和局部血液循环变化，作为皮肤血管通透性观察指标之一。方法是：将动物注射部位的毛剪去，消毒后，用皮试针头紧贴皮肤皮层刺入皮内，然后使针头向上挑起并再稍刺入，即可注射药液。注射后可见皮肤表面鼓起一白色小皮丘。

7）肌内注射（i.m.）：当给动物注射不溶于水而混悬于油或其他溶剂中的药物时，常采用肌内注射。肌内注射一般选用肌肉发达、无大血管经过的部位，多选臀部。注射时针头要垂直快速刺入肌肉，如无回血现象即可注射。给小鼠作肌内注射时，多选后肢股部肌肉进行注射。一般每侧不超过0.1ml。

2. 大白鼠

（1）捉持方法：捉持方法基本同小白鼠，右手轻轻抓住大鼠的尾巴向后拉，左手中指和拇指分别放到大鼠左、右前肢下，食指放入颈部，使大鼠伸开前肢，便能将其握住。

（2）给药方法：灌胃、腹腔注射、皮下注射、静脉注射均同小白鼠，给药量为小白鼠的2~3倍。

3. 家兔　家兔比较驯服，不会咬人，但脚爪较尖，应避免家兔在挣扎时抓伤皮肤。

（1）捉持方法：常用的抓取方法是先轻轻打开笼门，勿使其受惊，随后将手伸入笼内，从头前阻拦它跑动。然后一只手抓住兔的颈部皮毛，将兔提起，用另一只手托其臀部，或用手抓住背部皮肤提起来，放在实验台上（附图6）。

（2）给药方法：耳缘静脉注射，一般采用外耳缘静脉，因其表浅易固定。先在注射部位除毛，再用75%酒精消毒，手指轻弹兔耳，使静脉充盈，左手食指和中指夹住静脉的近心端，拇指绷紧静脉的远心端，无名指及小指垫在下面，右手持注射器，尽量从静脉的远端刺入血管，移动拇指于针头上以固定，放开食指、中指，将药液注入，然后拔出针头，用酒精棉球压迫针眼片刻以止血。其他常用给药方法如

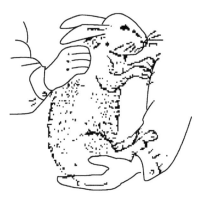

附图6　家兔的捉持法

灌胃、皮下、肌肉、腹腔注射方法与鼠类基本相同（附图7、附图8），最大给药量分别为0.5ml、1.0ml和5.0ml/kg体重。

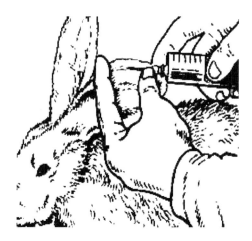

附图7　家兔的耳缘静脉注射

4. 青蛙和蟾蜍　青蛙和蟾蜍的心脏常用来观察心脏功能及研究药物对心脏的作用。

（1）捉持方法：通常以左手握持，用食指和中指夹住左前肢，用拇指压住右前肢，将下肢拉直，用无名指及小指夹住，右手即可进行实验操作。抓取蟾蜍时不要挤压两侧耳部突起的毒腺，以免蟾蜍将毒液射到实验人员的眼睛里。需要长时间固定时，可将青蛙和蟾蜍麻醉或捣毁脑脊髓后，用大头针固定在蛙板上（附图9）。

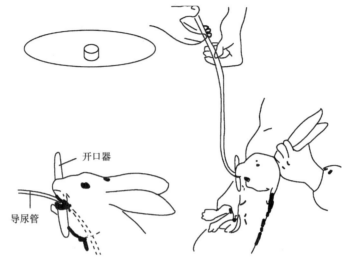

附图 8　家兔灌胃法

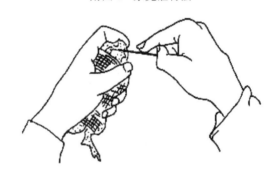

附图 9　蟾蜍的捉持与破坏脊髓

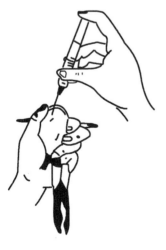

附图 10　蟾蜍胸部淋巴囊内注射法

（2）给药方法：淋巴囊内注射法，蛙和蟾蜍皮下有数个淋巴囊，注入药物易吸收，一般将药物注射于胸、腹和大腿淋巴囊。蛙和蟾蜍的皮肤较薄，缺乏弹性，注射后药液易自针眼漏出。故作胸部淋巴囊注射时应将针头插入口腔，由口腔底部穿过颌肌层而达胸部皮下（附图 10）；作大腿淋巴囊注射时应由小腿皮肤刺入，通过膝关节而达大腿部皮下，这样才可避免药液外漏。注射药液量一般为 0.25~0.5ml。

二、实验动物用药量的确定及计算方法

（一）实验动物给药量的确定

观察一种药物对实验动物的作用时，一个重要的问题就是给动物用多大的剂量较合适。剂量太小，作用不明显；剂量太大，又可能引起动物中毒致死。可以按下述方法确定剂量。

1. 先用少量小鼠粗略地探索中毒剂量或致死剂量，然后用小于中毒量的剂量，或取致死量的若干分之一作为应用剂量，一般可取 1/10~1/5。

2. 植物药粗制剂的剂量多按生药折算。

3. 化学药品可参考化学结构相似的已知药物，特别是化学结构和作用都相似的剂量。

4. 确定剂量后，如第一次用药的作用不明显，动物也没有中毒的表现，可以加大剂量再次实验。如出现中毒现象，作用也明显，则应降低剂量再次实验。在一般情况下，在适宜的剂量范围内，药物的作用常随剂量的加大而增强。所以有条件时，最好同时用几个剂量做实验，以便迅速获得关于药物作用的较完整的资料。如实验结果出现剂量与作用强度之间毫无规律时，则更应慎重分析。

5. 用大动物进行实验时，防止动物中毒死亡，开始的剂量可采用鼠类的1/15~1/2，以后可根据动物的反应调整剂量。

6. 确定动物给药剂量时，要考虑给药动物的年龄大小和体质强弱。一般说确定的给药剂量是指成年动物的，如是幼龄动物，剂量应减小。如以狗为例：6 个月以上的狗给药剂量为 1 份时，3~6 个月的给 1/2 份，45~89 日的给 1/4 份，20~44 日的给 1/8 份，10~19 日的给 1/16 份。

7. 确定动物给药剂量时，要考虑因给药途径不同，所用剂量也不同。以口服量为 100 时，皮下注射量为 30 ~ 50，肌内注射量为 20 ~ 30，静脉注射量为 25。

（二）人与动物的用药量换算方法

人与动物对同一药物耐受性不同，一般动物的耐受性要比人大，单位体重的用药量动物比人要高。必须将人的用药量换算成动物的用药量。一般可按下列比例换算：

人用药量：1

小鼠、大鼠：1/50 ~ 1/100

兔、豚鼠：1/15 ~ 1/20

狗、猫：1/5 ~ 1/10

以上系按单位体重口服用药量换算。如给药途径为静脉、皮下、腹腔注射，换算比例应适当减小些。

三、实验结果的整理及实验报告的书写

（一）实验结果的整理

实验结果的整理既是对所做实验的工作总结，也是书写实验报告或科研论文的准备工作和必备资料，是药理学实验的基本功之一。实验结果整理是否确切、合理、恰当，直接影响到实验报告或科研论文的质量和水平。

实验结束后应及时对原始记录进行整理分析，整理时需要以科学认真的态度，不得用任何方式改变或曲解原始结果，不论实验结果是预期结果还是意外结果，都要实事求是地整理表达。

药理学实验的结果可分为数据资料及图形资料。数据资料又可分为计量资料（如血压值、心率数、生化数据等）及计数资料（如阳性反应数或阴性反应数、死亡数或存活数等）。对数据资料要以统一的单位和正确的数值作定量的表示，必要时做统计学处理，以保证结论有较大的可靠性。为便于分析比较，可将有关数据用适当的统计表或统计图表示。统计表要求布局合理、

表格清晰、表头明确、数据准确。统计图有曲线图、柱形图、圆形图等，可适当选用。绘图时要列出数据刻度，并要标明单位，要有标题及适当的图形注释。图形资料有记录曲线、心电图、脑电图、照片等。整理时要做好标记。内容包括：题目、时间、室温、动物或标本、给药记号、给药量等。对较长的曲线可适当的剪裁粘贴，但不能漏掉有意义和价值的曲线部分（包括预期结果及非预期结果）。

（二）实验报告的书写

书写实验报告是实验研究工作的基本功之一，有助于提高分析综合能力及逻辑思维能力，也可为撰写研究论文打下基础。实验结束后应及时认真地书写实验报告，交指导老师批阅。实验报告除一般要求的项目（姓名、班级、实验组、时间、地点）外，一份完整的实验报告应包括以下内容。

1. 实验题目

2. 实验目的　写清本实验研究的目的。

3. 实验方法　用简练的文字写明大体操作步骤，着重说明所用动物或标本，给药的剂量和途径，如何观察及记录实验结果等。

4. 实验结果　如实记录实验所得数据，必要时填入表中，如为图形资料，应做好标记及剪贴。

5. 讨论　针对实验中观察到的现象和结果进行分析推理，逐步推导出结论，不可离开实验结果去空谈理论，实验中如得不到预期结果或与别组实验结果不一致，则应仔细分析其原因。

6. 结论　实验结论是从实验结果归纳整理而得的概括性判断，应与实验目的相对应。要结合学过的理论联系实验的结果。要求文字简练明确、严谨，不可超出本实验结果去说明问题，不得臆想和武断。另外，文字叙述应简练切题，书写工整，注意科学性和逻辑性。书写实验报告要结构完整、项目齐全。

四、药物一般知识

（一）药品和药物

1. 药品　药品是指用于预防、治疗、诊断人的疾病，有目的地调节人的生理机能并规定有适应证或者功能主治、用法和用量的物质，包括中药材、中药饮片、中成药、化学原料药及其制剂、抗生素、生化药品、放射性药品、血清、疫苗、血液制品和诊断药品等。

2. 药物　药物和药品都是能够防病治病的物质，但不能完全等同，药品一定是药物，而药物不一定是药品。药物的含义要比药品宽泛，主要表现在：①使用对象扩展，不仅指人体使用；②处于药品的研制阶段；③在适应证或者功能主治、用法和用量等内容方面规定的不十分准确；④不一定具备药品必须是已经上市或正在申请上市的商品这个特征，如处于实验室研制阶段、尚未申报临床试验的药，只能称之为药物，而不能称为药品。民间使用的草药，也是药物，但不属于药品的范畴。

3. 传统药、现代药和新药

（1）传统药是指各国历史上流传下来的药物，又称民族药，包括动物、植物和矿物药。我国的传统药即中药，其最本质的特点之一是在中医理论指导下用药。

（2）现代药是指19世纪以来发展起来的化学药品、抗生素、生化药品、放射性药品、血清疫苗、血液制品等。其特点是用现代医学的理论和方法筛选确定其药效，并按照现代医学理论用以防治疾病，如阿司匹林、青霉素、干扰素等。

（3）新药是指未曾在中国境内上市销售的药品。

（二）药品的质量标准和药品管理

1. 质量标准　药品质量标准是国家对药品的质量、规格和检验方法等所作出的技术规定，是药品在生产、经营、使用、检验和监督管理等环节共同遵循的法定依据，其内容规定了药品质量指标、检验方法以及生产工艺等技术要求。统一的药品质量标准的制定是药物使用安全有效的保证。

　　我国的药品质量标准有中华人民共和国药典（以下简称中国药典）和国家食品药品监督管理局颁布的药品标准（以下简称局颁标准）两类。

　　（1）中国药典：国家制定的药品规格、标准称为药典，由国家组织编纂，政府颁布施行，具有法律性的约束力。中国药典由国家药典委员会制定，国务院食品药品监督管理部门颁布，是国家管理药品生产、供应、使用与检验的法律依据。为保持实用性和先进性，药典要进行修订，中国药典目前使用的是2010年版。

　　（2）局颁标准：国家食品药品监督管理局颁布的药品标准。包括药品卫生标准、中国生物制品规程和未收载入国家药典的其他药品标准。

　　2. 药品管理

　　（1）处方药与非处方药的管理：依据《处方药与非处方药分类管理办法（试行）》，药物分为处方药和非处方药两大类。

　　1）处方药：是指必须凭执业医师或执业助理医师处方才能调配、购买和使用的药物。由于对处方药的零售和使用上的限制，可将其分为三类：①病人不能自行用药，需由工程师使用或在医院由医师监控使用且社会药店不得零售的处方药，包括一类精神药品、麻醉药品和放射药品等；②病人不可自行用药，必须由医师、医疗技术人员使用，社会药店可以零售的处方药，包括某些注射剂等；③病人可按处方或医嘱自行用药，社会药店可以零售的处方药，包括口服抗菌药等。

　　2）非处方药：是指不需要凭执业医师或执业助理医师处方即可自行判断、购买和使用的药物。因药物的安全性不同，将此类药物分成两类：①甲类非处方药，是指只能在具有《药品经营许可证》、配备执业药师或药师以上药剂人员的社会药店、医疗机构药房零售的非处方药；②乙类非处方药，是指除社会药店和医疗机构药房外，可以在经过批准的普通零售商业企业零售的非处方药。非处方药依据"应用安全、疗效确切、质量稳定、使用方便"的原则遴选。

　　（2）国家基本药物：是指国家根据国情和科学标准从临床各类药品中遴选出的安全、必需、有效、价廉、方便的药品。实施国家基本药物制度，能保障基本药物的生产和供应，有效地指导临床合理用药，杜绝药品滥用和浪费，降低民众用药负担，为我国实行医疗保险制度和药品分类管理奠定了基础。目前，我国已先期公布《国家基本药物目录（基层医疗卫生机构配备使用部分）》（2009 版）。

（3）特殊药品：《药品管理法》明确规定要严格管理的特殊药品包括麻醉药品、精神药品、毒性药品和放射药品。

1）麻醉药品：是指长时间连续应用后，易产生生理依赖性的药物，包括阿片类、可卡因类、大麻类、合成麻醉药品类等。

2）精神药品：是指作用于中枢神经系统，致兴奋或抑制，连续使用后可产生精神依赖性的药物。分成两类，第一类包括布桂嗪、咖啡因、司可巴比妥、苯丙胺、复方樟脑酊等；第二类包括巴比妥类（不含司可巴比妥）、苯二氮卓类、氨酚待因等。

3）毒性药品：是指作用强烈、毒性极大、极量与致死量接近，超过极量即会危及生命的药物。包括洋地黄毒苷、阿托品、水杨酸、毒扁豆碱等。

4）放射药品：是指在药物的分子内或制剂中含有放射性核素的药品。本类药物可放出射线用于医学诊断或治疗疾病，其生产、检验、使用应严格按《药品管理法》等有关规定办理。

（三）药物的制剂和剂型

1. 药物制剂概述

（1）制剂的概念：根据药典或药品监督管理部门批准的标准、为适应治疗或预防的需要而制备的药物应用形式（剂型）的具体品种，称为药物制剂，简称制剂。药物制剂解决药品用法和用量问题。

医疗机构制剂是指医疗机构根据本单位临床需要经批准而配制、自用的固定处方制剂。

制剂应保证药物含量准确、均匀稳定、便于应用和贮存，还应具有较高的生物利用度。

（2）药品批号、有效期、失效期

1）批号：是指药厂按照各批药品生产的日期而编排的号码。多采用 6 位数字表示，前两位是年份、中间两位是月份、后两位是日期，如某药生产日期是 2011 年 5 月 30 日，则该药批号应为 110530。

2）有效期：是指在一定贮藏条件下药品能够保持质量的期限。如某药品标明有效期为 2012 年 08 月，则表明该药可以使用到 2012 年 08 月 31 日。如某药品标明有效期为 2 年，批号为 110530，则依其批号推算出该药品可使用至 2013 年 5 月 29 日。

3）失效期：是指在规定贮藏条件下药品质量开始下降，达不到质量标准的时间。如某药标明失效期为 2011 年 4 月，则表示该药只能用到 2011 年 4 月 30 日，5 月 1 日起开始失效。

2. 剂型的概念及常用药物剂型

（1）剂型的概念：是指药物经加工制成适合于治疗或预防应用的形式。一般是指药物制剂的类别，亦即制剂的外部形态，如片剂、胶囊剂、注射剂、软膏剂等。

剂型可以改变药物的作用性质、作用速度，良好的剂型可使药物发挥良好的疗效，改变剂型可以影响药物的疗效、降低药物的不良反应。

（2）常用药物剂型：药物剂型一般按三种方法分类。①按形态，包括液体剂型（溶液剂、输液剂等）、半固体剂型（软膏剂、糊剂等）、气体剂型（气雾剂、吸入剂等）；②按给药途径，包括经胃肠道给药剂型（片剂、口服液、肛门栓等）、非经胃肠道给药剂型（注射、皮肤、吸入、黏膜给药等）；③按分散系统，包括溶液型（生理盐水等）、胶体溶液型（明胶溶液、氯化钠苯溶液等）、乳浊型（乳白鱼肝油溶液等）、混悬型（炉甘石洗剂等）、气体分散型（云南白药喷雾剂等）、固体分散型（阿司匹林片、感冒胶囊、六味地黄丸等）。

1）芳香水剂：系指芳香挥发性药物（多为挥发油）的饱和或近饱和水溶液。如薄荷水。

2）溶液剂：系指非挥发性药物制成的澄明溶液（浓氨溶液例外），供内服或外用。如过氧化氢溶液。

3）糖浆剂：系指含有药物或芳香物质的浓蔗糖水溶液，供口服应用。如橙皮糖浆。

4）甘油剂：系指药物的甘油溶液，专供外用。如硼酸甘油。

5）醑剂：系指挥发性药物的浓乙醇溶液。如氯仿醑。

6）高分子溶液剂：系指高分子化合物溶解于溶剂中形成的均匀分散的液体药剂。如羧甲基纤维素胶浆。

7）溶胶剂：系指固体药物以胶粒状态分散于分散介质中形成的非均匀分散的液体药剂，又称为疏水胶体溶液。如胶体蛋白银。

8）混悬剂：系指难溶性固体药物以微粒状态分散于分散介质中形成的非

均匀分散的液体药剂。如合剂、搽剂、洗剂、注射剂、滴眼剂、软膏剂、栓剂、气雾剂等都有以混悬剂的形式存在。如复方硫洗剂。

9）乳剂：系指互不相溶的两相液体混合，其中一相液体以液滴状态分散于另一相液体中形成的非均匀分散的液体药剂。如鱼肝油乳。

10）合剂：系指主要以水为分散介质，含两种或两种以上药物的内服液体药剂（滴剂除外）。如氯化钠枸橼酸合剂（清凉饮料）。

11）洗剂：系指专供涂、敷于皮肤的外用液体药剂。如苯甲酸苄酯洗剂。

12）搽剂：系指专供揉搽皮肤表面用的液体药剂。樟脑搽剂。

13）滴耳剂：系指供滴入耳腔内的外用液体药剂。如氯霉素滴耳液。

14）滴鼻剂：系指专供滴入鼻腔使用的液体药剂。如盐酸麻黄碱滴鼻剂。

15）含漱剂：系指清洁口腔用的液体药剂。如甲硝唑漱口液。

16）滴牙剂：系指用于局部牙孔的液体制剂。一般不发给病人，由医护人员施于病人。如牙止痛水。

17）涂剂：系指用纱布、棉花蘸取涂搽皮肤或喉部黏膜的液体药剂。多为消毒、消炎药物的甘油溶液，也有用其他溶剂者。如甲醛水杨酸涂剂。

18）灌肠剂：系指以灌肠器从肛门将药液灌注于直肠的一类液体药剂。如 5% 软肥皂溶液、0.1% 醋酸、葡萄糖。

19）灌洗剂：系指灌洗阴道、尿道的液体药剂。通常为临用前新鲜配制或用浓溶液稀释，施用时应热至体温。如复方洗衣必泰洗剂。

20）注射剂：系指药物与适宜的溶剂或分散介质制成的供注入体内的溶液、乳状液或混悬液，及供临用前配制或稀释成溶液或混悬液的粉末或浓溶液的无菌制剂。由于注射剂直接注入人体内部，所以其质量控制指标比其他剂型更加严格。如盐酸普鲁卡因注射液。

21）输液剂：系指由静脉滴注输入人体血液中的大剂量（一次给药 100ml 以上）注射液，如 10% 葡萄糖注射液。将患者所需一切营养完全由非胃肠途径输入体内的疗法称为胃肠外的全营养液，如复方氨基酸注射液。血浆代用液在机体内有代替血浆的作用，但不能代替全血，如右旋糖酐注射液。

22）注射用无菌粉末：系指将供注射用的无菌粉末状药物装入安瓿或其他适宜容器中，临用前加入适当的溶剂（通常为灭菌注射用水）溶解或混悬而成的制剂，亦称粉针。如遇水不稳定的药物青霉素 G 的 Na 盐和 K 盐的无菌粉末。

23）滴眼剂：系指由药物与适宜辅料制成的无菌水性或油性澄明溶液、混悬液或乳状液，供滴入的眼用液体制剂。如氯霉素滴眼液。

24）洗眼剂：系指由药物制成的无菌澄明水溶液，供冲洗眼部异物或分泌液、中和外来化学物质的眼用液体制剂。如 2% 硼酸溶液。

25）眼内注射溶液：系指由药物与适宜辅料制成的无菌澄明溶液，供眼周围组织（包括球结膜下、筋膜下及球后）或眼内注射（包括前房注射、前房冲洗、玻璃体内注射、玻璃体内灌注等）的无菌眼用液体制剂。如生理盐水。

26）散剂：系指药物或与适宜的辅料经粉碎、均匀混合制成的干燥粉末状制剂。可供内服和外用。如硫酸阿托品百倍散。

27）颗粒剂：系指药物或药材提取物与适宜的辅料或药材细粉制成的具有一定粒度的干燥颗粒状制剂，供口服用。如板蓝根颗粒。

28）胶囊剂：系指将药物或加有辅料充填于空心胶囊或密封于软质囊材中制成的固体制剂。如速效感冒胶囊。

29）滴丸剂：系指固体或液体药物与适宜的基质加热熔融后溶解、乳化或混悬在基质中，再滴入互不混溶、互不作用的冷凝液中，由于表面张力的作用使液滴收缩成球状而制成的制剂。主要供口服，亦可供外用和眼、耳、鼻、直肠、阴道等局部使用。如灰黄霉素滴丸。

30）中药丸剂：系指药材细粉或药材提取物加适宜的黏合剂或其他辅料制成的球形或类球形制剂。如牛黄解毒丸。

31）片剂：系指药物与适宜的辅料均匀混合后压制而成的圆片状或异形片状的固体制剂，主要供内服应用。临床使用的片剂有以下几类：素片、包衣片、肠溶衣片、泡腾片、分散片、咀嚼片、缓释片、控释片、多层片、舌下片、口腔贴片、口含片、溶液片、阴道片、植入片、注射用片。

32）栓剂：系指药物与适宜基质制成供腔道给药的固体制剂。如保妇康栓。

33）软膏剂：系指药物与适宜基质均匀混合制成的半固体外用制剂。如醋酸氟轻松乳膏。

眼膏剂：系指由药物与适宜基质均匀混合，制成无菌溶液型或混悬型膏状的眼用半固体制剂。如红霉素眼膏。

34）贴膏剂：系指药材提取物、药材或化学药物与适宜的基质和基材制成的供皮肤贴敷，可产生局部或全身性作用的一类片状外用制剂。如橡胶膏剂。

35）凝胶剂：是指药物与能形成凝胶的辅料制成的均一、混悬或乳剂型的乳胶稠厚液体或半固体剂型，主要供外用。如吲哚美辛凝胶剂。

36）膜剂：系指药物与适宜的成膜材料经加工制成的膜状制剂。如外用避孕药膜。

37）涂膜剂：系指将高分子成膜材料与药物溶解在挥发性有机溶剂中制成的外用液体剂型。如癣净涂膜剂。

38）气雾剂：系指含药溶液、乳状液或混悬液与适宜的抛射剂共同封装于具有特制阀门系统的耐压密封容器中制成的制剂。如复方丹参气雾剂。

39）粉雾剂：系指微粉化药物或载体以胶囊、泡囊或多剂量贮库形式，采用特制的干粉吸入或给药装置，由患者主动将雾化药物吸入至肺部或喷至腔道黏膜的制剂。如丙酸倍氯米松粉雾剂。

40）喷雾剂：系指含药溶液、乳状液或混悬液填充于特制的装置中，使用时借助手动泵的压力、高压气体、超声振动或其他方法将内容物呈雾状物释出，用于肺部吸入或直接喷至腔道黏膜、皮肤及空间消毒的制剂。如曲安奈德鼻喷雾剂。

41）浸出药剂：系指采用适宜的浸出溶剂和方法浸出药材中有效成分，制成可供内服或外用的药物制剂。

42）汤剂：系指药材饮片或粗颗粒加水煎煮或沸水浸泡后，去渣取汁制成的液体剂型。如旋覆代赭汤。

43）酒剂：系指药材用蒸馏酒提取制成的澄清液体制剂，又称药酒。如舒筋活络酒。

44）酊剂：系指药材用规定浓度的乙醇提取或溶解而制成的澄清液体制剂，也可用流浸膏剂稀释制成。如十滴水。

45）流浸膏剂：系指药材用适宜的溶剂提取，蒸去部分溶剂，调整至规定浓度而成的制剂。供口服或外用。如当归流浸膏。

46）浸膏剂：系指药材用适宜的溶剂提取，蒸去全部溶剂，调整至规定浓度而成的制剂。如颠茄浸膏。

47）煎膏剂：系指药材用水煎煮，取煎煮液浓缩，加炼蜜或糖（或转化糖）制成的半流体制剂，又称膏滋。如益母草膏。

48）缓释制剂：系指在规定释放介质中，按要求缓慢地非恒速释放药物，其与相应的普通制剂比较，给药频率比普通制剂减少一半或给药次数频率与普通制剂有所减少，且能显著增加患者的顺应性的制剂。如硝苯地平缓释片（伲福达）。

49）控释制剂：系指在规定释放介质中，按要求缓慢地恒速或接近恒速释放药物，其与相应的普通制剂比较，给药频率比普通制剂减少一半或给药次数频率与普通制剂有所减少，血药浓度比缓释制剂更加平稳，且能显著增加患者的顺应性的制剂。如硝苯地平控释片（拜新同）。

50）微囊：系指利用天然的或合成的高分子材料为囊材，将固体或液体药物做囊心物包封成的微小胶囊。如维生素 E 微囊片。

五、处方与处方分析

（一）实验目的

通过处方学习，使学生掌握处方结构、书写处方的方法，为临床执行医嘱，防治疾病、合理用药打下坚实的基础。

（二）实验原理

认识处方，分析处方中药物应用的合理性。

（三）实验内容

1. 处方一般知识

（1）处方的意义：处方是医生根据病情需要为病人开写的药单，包括药名、药量和用法等内容，药师按照处方配药、发药，并注明用法。处方正确与否关系到病人健康的恢复和生命安全，凡由于开写处方或配药、发药差错而造成的医疗事故，处方便是重要证据之一，医生或药师应负法律责任。故医务人员必须以对病人高度负责的精神和严肃认真的态度对待处方。

（2）处方的结构：医疗单位一般都有印好的处方笺，形式统一，便于使用和保存，完整的处方一般包括以下几项。

1）处方前项：包括医院全名，病人姓名、性别、年龄、科别、门诊号或住院号、处方日期等。

2）处方头：处方开始常印有"R"或"RP"的符号，是拉丁文 Recipe "请取"的缩写。

3）处方正文：即药物项，这是处方的主要部分。包括药名、规格、用量和用法。每张处方只限一名患者的用药，而且药物不得超过五个，用中文或拉丁文书写均可（忌中文与拉丁文混写），如用拉丁文，药名每个词的第一字母都要大写，药名的词尾应用第二格（属格）。药名、规格、数量，每药一行，规格、数量写在右侧，一律用阿拉伯数字表示。用法通常以"S"或"Sig"（拉丁文 Signa "用法"的缩写）表示，包括每次药量、给药途径（口服给药可省略）、每天用药次数等。开具处方后的空白处应划一斜线，表示处方完毕。

4）医生签名盖章：处方开好后，须仔细审核一遍，明确无误，方可签名交给病人。

2. 处方举例　药物经过加工制成便于使用、保存、有效成分基本不变的成品称药物制剂。制剂的形态称为剂型，临床常用的剂型分为固体、半固体、液体和气雾剂。不同剂型处方格式有所不同，但大致可分为两类。

（1）分量处方：指药物剂型的特点是每次用的单量是独立可分的。如片剂每片单量是一定的，每次服一片或几片都行；注射剂每支单量是一定的，每次注射一支或几支都行。属于这一类的剂型还有胶囊剂、丸剂等。处方格式如下：

R 药物剂型名称，单量×总个数（片、支等）

S 每次用量，给药途径，每天给药次数

[例1]　用 APC（复方阿司匹林）治疗感冒。每次一片，每天三次，给三天量（药典规定含有固定成分和含量的复方制剂，可不必写出每片含药量）。

RP 复方阿司匹林×9　　　　或　RP　　Tab. Aspirini Com. No 9

用法：一次服 1 片，一日 3 次 Sig：　　No 1t. i. d（No 指 1 片、1 粒、1 支等）

（2）总量处方：指药物剂型的特点是每次用的单量要临时从总量中分出，剂型上不分一次用单量。常用于液体剂型和半固体剂型。共同处方格式如下：

RP　　　药物及剂型名称，浓度，总需要量

用法：每次用量（或外用），每天用药次数

[例2]　开催眠药 10% 水合氯醛处方，每次 10 毫升，临睡前服，给三次药量。

RP 水合氯醛溶液 10% 30.0　或　RP　　Sol. Chlorali Hydratis 10% 30.0

用法：一次 10.0　睡前服　　　　　　Sig：10.0　　h. s.

3. 分析处方

（1）一位患有肺部感染的病人，发热数日，并发代谢性酸中毒，一医生开了以下处方，请分析该处分是否合理，为什么？

取　　　青霉素钠注射液　　800 万 U

5% 碳酸氢钠注射液 100ml　　　2

10% 葡萄糖注射液　250ml

用法：静滴，一日 1 次

（2）分析下列处方配伍是否合理？为什么？

Rp①链霉素注射液　8万U　　　　6
用法：　一次8万U，　一日2次，肌注。
②呋塞米注射液　20mg
5%葡萄糖氯化钠注射液　500ml　　　　5
用法：　　静滴，　一日1次。